Die 11 wichtigsten Nahrungsergänzungsmittel

Walter Baumgartner

Die 11 wichtigsten Nahrungsergänzungsmittel

Walter Baumgartner

Impressum

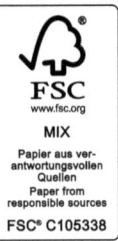

Bibliografische Information der Deutschen Nationalbibliothek:
Die Deutsche Nationalbibliothek verzeichnet diese Publikation in der
Deutschen Nationalbibliografie; detaillierte bibliografische Daten sind im
Internet über http://dnb.dnb.de abrufbar.

© 2021 Walter Baumgartner
www.walterbaumgartner.com

Herstellung und Verlag: BoD – Books on Demand, Norderstedt

ISBN: 9783753425566

Inhaltsverzeichnis

UNSERE ERNÄHRUNG

Durch die unbewusste Wahl an mangelhaften Nahrungsmitteln, die heutzutage die Mehrheit der Menschen zu sich nimmt, wird das Leben für viele zu einer gesundheitlichen Herausforderung. Der hohe Stellenwert einer ausgewogenen Ernährung wird vor allem wegen des selbst auferlegten Zeitmangels aufgrund von privatem und beruflichem Stress weitgehend missachtet. Zu oft drücken wir bei uns selbst ein Auge zu und greifen mit großen Händen gegen den schnellen Hunger – für unseren Körper gesehen - zu liebloser Nahrung, wie etwa zu Fastfood & Co. Die allgemeinen, modernen und lieblosen Anbaumethoden, unter denen diese Produkte hergestellt werden, haben zur Folge, dass diese Produkte im Gegensatz zu hochwertiger Nahrung nur geringe Mengen an Vitaminen und Mineralien enthalten und allgemein eine niedrige Bioverfügbarkeit[1] haben. Dies erschwert es uns zusätzlich, zu ausreichend vitalen Nahrungsmittel zu gelangen. Selbstverständlich sind frische Grünpflanzen, Smoothies & Co die bevorzugte Ernährungsmethode, jedoch, Hand aufs Herz, wer nimmt sich für diese zwar liebevolle, jedoch aufwändige Zubereitung wirklich täglich Zeit? Aus diesem Grund ist es vorteilhaft, einen näheren Blick auf die verschiedenen erhältlichen Nahrungsergänzungsmittel zu werfen.

DER BEDARF AN NAHRUNGSERGÄNZUNGSMITTELN

Für einen Überblick in diesem teils undurchschaubaren Dschungel an Nahrungsergänzungen stelle ich dir die meiner Meinung nach *„Best of 11"* vor – die 11 wichtigsten und vielfältig wirksamen Nahrungsergänzungen in Form von Vitalstoffen, Mineralstoffen und Nährstoffen, die so wichtig für unser gesundes und vitales Wohlbefinden sind und zu einem viel schönerem Leben beitragen können. Es ist erstaunlich, welche Erfolge ich in letzter Zeit alleine nur wegen meiner Empfehlungen, einen Vitamin D-Test zu machen, (um anschließend den meist erheblichen Mangel auf einen Wert zwischen 80 ng/ml

---

[1] Bioverfügbar bedeutet, in welchen Umfang und wie schnell ein Nährstoff aufgenommen wird und am entsprechenden Wirkort zu Verfügung steht.

und 100 ng/ml zu supplementieren und zu halten) erzielt habe. Ich freue mich immer wieder über die Erfolgserlebnisse der Menschen, deren zuvor teils gravierenden gesundheitlichen Probleme sich durch Substitution wie in Luft aufgelöst haben. Deshalb bereitet es mir auch eine große Freude, Dir hiermit eine kompakte Zusammenfassung zu geben: **Vitamin D3, Magnesium, Omega 3-Fettsäuren, OPC Traubenkernextrakt, Kurkuma – Curcumin, MSM, Coenzym Q 10, L-Tryptophan / 5-HTP, Zink, Eisen, Astaxanthin.**

P.S: Deine Zeit ist begrenzt und kostbar, um Dir wertvolle (Lese)-Zeit zu ersparen, habe ich mich dazu entschieden, die Seitenanzahl so gering wie mir nur möglich zu halten und nur das meiner Meinung nach Wichtigste zu erwähnen. So kannst du schnell Deine kleine Mini-Gesundheits-Bibel in die Hand nehmen, nachschlagen und zügig das für dich Passende nachschlagen. Los geht's mit dem so wichtigen Stoff, dem Vitamin D3.

DIE 11 WICHTIGSTEN
NAHRUNGSERGÄNZUNGSMITTEL

1. VITAMIN D3

Es gibt nahezu kein Krankheitsverlauf, der nicht durch die Einnahme von Vitamin-D3 positiv beeinflusst werden kann. Generell ist Vitamin D3 essentiell wichtig für die Prävention von Krankheiten. Ein starker Vitamin D3-Mangel korreliert mit vielen chronischen Erkrankungen: Osteomalazie und Rachitis, Bluthochdruck und Herzinfarkt, Diabetes und Allergien, sowie Krebserkrankungen, um einige zu nennen. Weitere unspezifische Symptome: Energiemangel, Müdigkeit, dauerhafte Erschöpfung, Stimmungsschwankungen, Niedergeschlagenheit, Antriebslosigkeit, Konzentrationsstörungen, Migräne, Kopfschmerzen, Schlafstörungen, innere Unruhe, Rastlosigkeit, Osteoporose aufgrund von Deformation und Erweichung der Knochenschmerzen, Gelenksschmerzen, gestörte Nervenfunktion, Muskelschwäche, Zucken und Zittern der Muskeln (Lidzucken), Verkrampfungen der Muskulatur (Wadenkrämpfe), Sodbrennen, erhöhte Infektanfälligkeit, Autoimmunerkrankungen (z.B. Multiple Sklerose). Bei all diesen Symptomen sollte der Vitamin D3-Spiegel überprüft werden. Hast du gewusst, dass ein gesunder Vitamin D-Spiegel auch bei Brustkrebs hilft? Eine kanadische Langzeitstudie von 1997 bis 2008 zum Krankheitsverlauf bei Brustkrebs fand heraus, dass schon ein Vitamin D-Wert bei Frauen von 30 ng/dl die Überlebenswahrscheinlichkeit bei Brustkrebs gegenüber Frauen mit einem Wert von ca. 17 ng/dl verdoppelte.

Stell dir einmal vor: Von all den oben genannten Symptomen, falls eines oder mehrere bei Dir zutreffen, könntest du dich höchstwahrscheinlich befreien, wenn du nur auf einen dauerhaft hohen Vitamin D3-Spiegel (zwischen ca. 80 ng/ml bis 100 ng/ml (100 ng/ml ist ideal)) achtest, den du 2x im Jahr durch Blutabnahme oder Bioscan überprüfen lässt.

Anmerkung 1: Einfach nach Gefühl ein paar Tropfen oder Tabletten einzunehmen, ohne deinen aktuellen Wert zu ermitteln, bringt dir nicht den gewünschten Erfolg, da du so deinen Ausgangswert nicht beachtet hast.

Das Beste, das du in Kürze wissen solltest:

- Den Vitamin-D3 Wert auf einen stetigen Wert von ca. 80 ng/ml bis 100 ng/ml (100 ng/ml ist Ideal) halten. (2x im Jahr u.a. durch Blutabnahme oder einer Zellanalyse mit einem Bioscan überprüfen und gegebenenfalls auf einen Wert von 80 ng/ml bis 100 ng/ml supplementieren.) Die Individuelle Einnahmedosis hängt von Körpergewicht, Vorerkrankung, und aktuellen Vitamin D Spiegel ab, aber der grundsätzliche durchschnittliche Einnahmebedarf liegt bei einem erwachsenen Menschen bei ca. 7000 Einheiten täglich.
- Der Wert im Blut ist nur eine Momentaufnahme, entscheidend ist, wie viel Vitamin D3 in den Zellen (Zellinneren) vorhanden ist.
- Die Vitamin-D Bildung mittels der Sonne über die Haut ist in unseren Breitengraden nur von März bis September in der Mittagssonne bei klarem Himmel (einige Minuten) ohne Kleidung bei 45 Grad oder mehr Sonneneinstrahlung effektiv.
- Grundsätzlich ist es besser, jeden Tag als z.B. alle 2 Wochen eine große Menge Vitamin-D3 einzunehmen (weil die Information von Vitamin-D über das Blut in die Zelle gelangen).
- Sonnencremes senken die körpereigene Produktion von Vitamin-D um bis zu 95 %.
- Ein hervorragender Vitamin D-Lieferant zur alternativen Nahrungsergänzung ist v.a. *„Lebertran"*. Es ist ein gelbliches bis bräunliches Fischöl mit einem fischartigen säuerlichen Geschmack. Gewonnen wird es aus der frischen Leber von Dorsch, Schellfisch und Kabeljau. Weitere Lieferanten sind Fleisch, Eigelb, Milch wie Butter, Seefisch, Käse, Avocados, Pilze und Sonnenblumenöl.
- Vitamin D3 kann beim Abnehmen unterstützen.

Da wir mit einer Supplementierung lediglich den „25-OH Vitamin D3" (Calcidiol) (dies ist nur die Speicherform des Vitamin-D) anheben, es aber schlussendlich auf die physiologisch wirksame Form des Vitamin-D „1,25-OH 2D3" (Calcitriol), welches in der Niere gebildet bzw. umgewandelt wird, ankommt, gibt es einige Anwendungen, die wir bei der Umwandlung von Calcidiol auf Calcitriol erfolgreich unterstützend machen können, um das Vitamin-D unterstützend zu aktivieren:

- Klassisches Kneipen (Warm-Kalt-Duschen)
- Sport ist hilfreich für die Vitamin- D Aktivierung.
- Sonne, kaltes Wasser, Sonne, kaltes Wasser, ...
- Durch Nahrungsmittel geringe Mengen (nicht zuviel) von Calcium und Phosphat zu sich nehmen.

Anmerkung 2: Unterschied bei einer Vitamin-D Messung im Blut, gegenüber Bioscan
Häufig ist es so, dass der Vitamin D-Wert im Blut höher als im Gewebe in der Zelle ist. Deshalb gibt der BIOSCAN niedrigere Werte als die Blutwerte an. Genauso verhält es sich aber auch bei anderen Nährstoffen.

Anmerkung 3: Vitamin D und andere Nährstoffe
Für eine optimale Vitamin D-Wirkung müssen auch andere Nährstoffe in ausreichender Menge vorhanden sein. Nähere Informationen zum Vitamin D-Metabolismus findest du auch auf folgender Homepage: https://enki-institut.com/de/wissenswertes/vitamin-d-mangel.html

Bei der Supplementierung von Vitamin D3 ist es wichtig, auch die Nährstoffe im Blick zu haben, die für die biochemischen Prozesse bei Aufnahme, Umwandlung und Wirkung von Vitamin D mitbeteiligt sind. Hierzu zählen vor allem folgende Nährstoffe:

Vitamin K (K1, K2)

Vitamin D3 hat die wichtige Aufgabe, den Kalziumspiegel im Blut zu regulieren und reguliert z.b. die Bildung des kalziumbindenden Enzyms Osteokalzin. Dieses muss jedoch erst aktiviert werden, was durch Vitamin K geschieht. Ohne Vitamin K besteht bei einer hohen Vitamin D-Supplementierung die Gefahr von Verkalkungen in Geweben (Hyperkalzämie) und Plaque-Bildungen in Gefäßen. Vitamin K beugt so koronaren Arterienkrankheiten und Herzinfarkten vor. Empfohlen werden vor allem die Kombinationen aus Vitamin K1-Form (aus grünem Blattgemüse) mit der K2-Form (aus Fleisch, Eiern und fermentierten Produkten). Beide Formen des Vitamin K2 (MK-4 und MK-7) haben Ihre Gesundheitsvorteile: MK-4 für die schnelle und effektive Optimierung der Knochendichte und MK-7 mit einer längeren Halbwertszeit für eine langfristige Nutzung im Körper.

Eine reine Vitamin D3-Aufnahme ohne Vitamin K ist auf jeden Fall nicht zu empfehlen!

Magnesium

Magnesium wird vor allem benötigt, um Vitamin D verwerten zu können und in seine aktive Form (1,25-OH-D3) umzuwandeln. Je höher die Einnahmedosis von Vitamin D, umso höher ist auch der Magnesiumverbrauch im Körper, daher sind Nebenwirkungen von hohen Dosen Vitamin D, z.B. Kopfschmerzen, Herzstolpern und Muskelkrämpfe, oft die Folge eines durch das Vitamin D verursachten Magnesiummangels.

Last but not least: Vitamin D kann nur in seine „aktive" Form umgewandelt werden, wenn Magnesium vorhanden ist. Und die Bildung von Osteocalcin-, einem wichtigen Hormon für die Knochenbildung, kann nur von „aktivem" Vitamin D erhöht werden. Dieses Hormon (Osteocalcin) wird anschließend durch Vitamin K2 so umgewandelt, damit es im Knochen Calcium binden kann.

Zink

Der Vitamin-D-Rezeptor, der sich in fast allen Zellen findet und für die Wirkung des Vitamin D verantwortlich ist, hat an seiner Basis zwei Zink-Moleküle. Bei einem starken Zink-Mangel kann deshalb die Vitamin-D-Funktion eingeschränkt sein, weil der Körper die entsprechenden Rezeptoren nicht bilden kann.

Bor

Das Spurenelement Bor hingegen unterstützt die Funktionen des Vitamin D an der Zellwand und verschiedene Aspekte des Vitamin-D-und Mineralien – Metabolismus, vor allem durch die Regulation der Kalzium- Phosphat und Magnesiumausscheidung, sowie durch eine positive Beeinflussung der Steroidhormon-Synthese.

FAQ: Wenn man bei Vitamin K, Magnesium, Zink, Bor optimale Werte hat, muss man dann trotzdem solche Nahrungsergänzungen für eine gute Vitamin D-Wirkung nehmen?
Grundsätzlich ist eine Supplementation bei ausreichender Versorgung und wenn keine Erkrankung (welche evtl. die Aufnahme oder den Stoffwechsel beeinflusst) vorliegt, nicht notwendig. Wichtig ist jedoch in jedem Falle eine regelmäßige Kontrolle der eigenen Werte im Zellinneren.

Fazit:

Vitamin D3 hilft bei Asthma, sorgt für ein gutes Immunsystem, hilft Krebs zu verhindern, sorgt für mehr Energie und bessere Laune.

Empfehlungen:
Gesund in sieben Tagen von Dr. med. Raimund von Helden
Einen Vitamin D Test findest Du unter: www.cerascreen.de
Meine Empfehlung von einem Hochwertigen Vitamin D3: www.wlsproducts.de

2. MAGNESIUM

Der Mineralstoff „Magnesium" sorgt dafür, dass deine Enzyme in Schwung gehalten werden, damit diese ihre Aufgaben und Funktionen einwandfrei erfüllen bzw. erfüllen können.

Ein Magnesium-Mangel zeigt sich unter anderem durch: Muskelkrämpfe, Verspannungen, Schlafstörungen, innere Unruhe und Nervosität, Kopfschmerzen und Migräne-Anfälligkeit, Muskelzuckungen am Augenlid, im Gesicht oder anderen Körperpartien, Herzbeschwerden, Magenkrämpfe und Reizdarmbeschwerden, Angst und depressive Verstimmungen, Regelschmerzen, Müdigkeit, Taubheitsgefühl in Fingern, brüchige Fingernägel oder Zehen, Schwindel, Kribbeln, Atemnot oder Standunsicherheit.

Magnesium ist besonders in Hülsenfrüchten und Trockenfrüchten enthalten (in getrockneten Bananen ganz besonders), sowie in Kürbiskernen, Nüssen, Kakao, in Amaranth, Hafer und in grünem Blattgemüse.

Magnesium enthält unter anderem folgende Wirkungen:

* gewichtsregulierend
* entspannend
* krampflösend
* entzündungshemmend
* blutzuckerregulierend
* knochendichteerhöhend

Wenn du also merkst, dass du morgens einfach nicht auf Touren kommst, du dich wie im Bett angebunden fühlst, den ganzen Tag über erschöpft und müde bist, ohne viel gemacht zu haben, herumtorkelst wie eine lahme Ente, du wegen Kleinigkeiten aus der Haut fahren könntest, Augenzuckungen oder Wadenkrämpfe bekommst und von Heißhungerattacken geplagt wirst, du an Gewicht zunimmst und du dich mit chronisch entzündlichen Problemen herumplagst, dann solltest du zügig deinen Magnesium-Spiegel überprüfen lassen.

3. OMEGA-3-FETTSÄUREN

Omega-3-Fettsäuren sind langkettige, mehrfach ungesättigte Fettsäuren. Die Docosahexaensäure (DHA) und die Eicosapentaensäure (EPA) Omega 3 Fettsäuren haben in allen Lebensperioden gesundheitsfördernde Effekte. Schon im Mutterleib haben diese für die Entwicklung der Retina und des Gehirns des Kindes eine wesentliche Aufgabe ´. Außerdem wirkt eine ausreichende Versorgung von Omega 3 Fettsäuren dem Risiko einer frühzeitigen Frühgeburt entgegen. Darum sollten schwangere und stillende Mütter auf jeden Fall ausreichend mit langkettigen Omega-3-Fettsäuren versorgt sein und gegebenenfalls supplementieren. Im Erwachsenenalter schützen diese vor unterschiedlichen Krankheiten.

Sie hemmen die Blutgerinnung, verbessern die Fließeigenschaften des Blutes, wirken Blutdruck-senkend, beeinflussen den Triglycerid- Stoffwechsel positiv und sind entzündungshemmend. Krankheiten, die durch Omega 3 Fettsäuren günstig beeinflusst werden sind:

- Neurodegenerative Erkrankungen wie M. Alzheimer
- Augenerkrankungen, insbesondere altersbedingte Makuladegeneration und Sicca-Syndrom
- Gelenk- und Knochenerkrankungen, vor allem Rheuma und Osteoporose
- Kardiovaskuläre Erkrankungen, einschließlich Risikofaktoren wie Lipidstoffwechselstörungen
- Hypertonie
- gesteigerte Thrombozytenaggregation
- neurologische Erkrankungen, vor allem Depressionen, sowie Allergien und Hauterkrankungen, u. a. Psoriasis und Neurodermitis
- entzündliche Darmerkrankungen wie Colitis ulcerosa.

Außerdem tragen Omega-3-Fettsäuren zur Regulation der Genexpression bei. (Genexpression ist der Vorgang, bei dem die genetische Information umgesetzt und für die Zelle nutzbar gemacht wird.) Wenn du viel Brot, Back- und Teigwaren sowie Wurst, Käse, Quark, Schweinefleisch und Süßigkeiten, die allesamt Omega 6- Fettsäuren liefern, isst, kannst du davon ausgehen, dass du damit ein großes Ungleichgewicht gegenüber Omega-3-Fettsäuren erschaffen hast. Es ist bekannt, dass dieses ungleiche Verhältnis teilweise von bis zu 1:50 steht und so die Omega-3-Fettsäuren völlig unzureichend sind. Omega 6 wirkt im Übermaß verzehrt entzündungsfördernd, Omega-3 hingegen jedoch entzündungshemmend. Dieses schon erwähnte erhebliche Ungleichgewicht hat zur Folge, dass dadurch viele chronische Erkrankungen und Entzündungen entstehen. Hast du einen Mangel an langkettigen ungesättigten Omega-3-Fettsäuren, solltest du zu fettreichen Meeresfischen wie zum Beispiel Hering, Makrele, Hering, Sardinen Bückling, Thunfisch oder Lachs greifen, denn diese zeichnen sich durch einen besonders hohen Gehalt an langkettigen Omega-3-Fettsäuren aus. Ansonsten kannst du zu Algenöl Fischöl- oder Leinöl-Kapseln greifen.

4. OPC TRAUBENKERNEXTRAKT

OPC steht für Oligomere Proanthocyanide, das sind sekundäre Pflanzenstoffe. OPC gilt als Allrounder unter den Nahrungsergänzungsmitteln. Sie gehören zu den Antioxidantien, die Freie Radikale einfangen bzw. neutralisieren können. Freie Radikale, die in unseren Körper zum einen durch ganz normale Stoffwechselprozesse als Abfallprodukt bei dem Energiegewinnungsprozess, aber auch durch Umweltgifte entstehen, sind für unsere Zellen äußerst schädlich, weil sie diese beschädigen oder sogar zerstören können. In den Körperzellen lösen diese Moleküle einen sogenannten oxidativen Stress aus, der in Folge zu vielen Krankheiten und zu Zellalterung führt.

OPC, eines der stärksten Antioxidantien, hat die geniale Eigenschaft, dass es diese freie Radikale neutralisieren kann. Das ist natürlich eine sehr gute Nachricht. Wenn freie Radikale die Zellen schädigen, kann das zu vielen gesundheitlichen Symptomen führen, unter anderem zu Alzheimer, Bluthochdruck usw. Durch Antioxidantien, die in OPC enthalten sind, kann dies verhindert werden, indem es den freien Radikalen entgegenwirkt. Da durch entzündliche Krankheiten, wie Rheuma oder Hauterkrankungen, Neurodermitis oder Darmerkrankungen auch Radikale entstehen, ist bekannt, dass man durch die ausreichende Einnahme von OPC das Ausmaß solcher Symptome eindämmen kann.

Des Weiteren sollen die gesünderen Körperzellen gegen weitere Krankheiten auch resistenter sein. Durch diese Eigenschaft wirkt OPC aber auch wie eine Art Jungbrunnen, weil es den Alterungsprozess der Haut verlangsamt und so dadurch wie eine Altersbremse entgegenwirkt. Kurz gesagt: Ein toller Anti Aging effekt. Wegen all dieser Vorteile ist OPC Traubenkernextrakt von gesundheitsbewussten Menschen eine sehr beliebte Nahrungsergänzung. Unser Körper kann allerdings das OPC nicht selber produzieren und muss daher zugeführt werden. Du findest OPC bei vielen Pflanzen, vor allem in den Schalen oder in den Kernen, aber seien wir mal ehrlich: Wer von uns ist schon gerne Kerne? Deswegen sind Nahrungsergänzungen eine tolle Option.

OPC steckt in Heidelbeeren, Cranberries, Erdnüssen, Tee, Rotwein und in Äpfel, wobei es im Apfel vor allem in der Schale vorkommt, daher sind Äpfel in Bioqualität besonders gefragt, damit du die Schale unbedenklich mitessen kannst.

5.   KURKUMA – CURCUMIN

„Kurkuma macht jeden Tumor platt", so die Aussage von Prof. Dr. Nauk Enrico Edinger. Kurkuma ist eine Gelbwurzel aus der Familie der Ingwergewächse, die ursprünglich aus Indien und Südostasien stammt. Dass darin enthaltene „Curcumin" gilt als der hauptsächliche Wirkstoff der Kurkumawurzel. Sie wird schon seit tausenden von Jahren nicht nur als Gewürz, sondern unter anderem im Ayurveda und in der Traditionellen Chinesischen Medizin (TCM) als Heilmittel eingesetzt. Viele Studien erschienen in den letzten Jahren, die bestätigen, was längst in der alten Volksheilkunde bekannt war: Kurkuma hat einige gesundheitsfördernde, sowie auch heilende Wirkungen und Eigenschaften, die ich euch nicht vorenthalten möchte.

Kurkuma (die gelbliche Wurzel) ist unter anderem ein Antioxidans, wirkt entgiftend und entzündungshemmend! Es senkt den Cholesterinspiegel, wirkt antioxidativ, reguliert die Blutfettwerte, hilft den Blutzucker in Schach zu halten, wirkt blutverdünnend und schützt die Blutgefäße. Das alles wiederum sind Faktoren, die allesamt das Herzinfarkt und Schlaganfallrisiko hemmen können. Die Wunderwurzel Kurkuma trägt sozusagen in vielen Bereichen dazu bei, vor einem solch unerwünschten Ereignis zu schützen. Außerdem kann Kurkuma bei Arthrose, im Herz-Kreislauf-System, bei Krebs und bei Erektionsstörungen helfen.

Was es noch zu erwähnen gilt, ist, dass das „Curcumin" des Kurkumas die einzigartige Eigenschaft hat, die Blut-Hirnschranke zu passieren und dadurch so auch im Gehirn die entzündungshemmende und antioxidative Wirkung ausspielen kann. Deswegen wird vermutet, dass Kurkuma vor neurodegenerativen Erkrankungen wie Alzheimer oder anderen Demenzen-Erkrankungen, die mit entzündlichen Reaktionen und oxidativen Stress einhergehen, schützen kann. Des Weiteren ist auch die positive Beeinflussung der Darmflora von Kurkuma bekannt.   Dies allein hat schon eine für die Gesamtgesundheit umfassende Wirkung, da eine gesunde Darmflora als Grundvoraussetzung für Heilung und Wohlbefinden gilt. Weiter geht's:

Kurkuma hilft auch bei diversen Augenkrankheiten, wie z.B. bei der altersbedingten Makuladegeneration oder der diabetischen Retinapathie und sogar beim retinalen Krebsgeschehen (Krebs der Netzhaut). Da Diabetes als chronisch entzündliche Erkrankung gilt und Kurkuma chronische Entzündungsprozesse hemmt, hilft es auch hier und reduziert dadurch auch die typischen Diabetes-Folgeerkrankungen, wie etwa Nerven-, Augen- und Nierenerkrankungen. Die vorteilhaften Auswirkungen nehmen kein Ende. Auch bei schweren Lungenerkrankungen, wie der Lungenfibrose oder Lungenverletzungen, die zum Beispiel durch Bestrahlung, Chemotherapeutika und Giftstoffe verursacht wurden, kann diese Wunderwurzel helfen. Generell wird eine Schutzwirkung bei vielen Atemwegserkrankungen, wie beim akuten Atemnotsyndrom (ARDS), bei der chronisch obstruktiven Lungenerkrankung (COPD), der inflammatorischen Lungenerkrankung (ALI) und beim allergischen Asthma beobachtet.

Die größte Aufmerksamkeit bekommt Kurkuma wohl aber bei der Behandlung von Krebs oder beim Verhindern von Turmorbildung. So soll Kurkuma bei schon vorhandenem Krebs als Krebs-Hemmer helfen und die Metastasen-Bildung verhindern, sprich, krebsvorbeugend wirken. Für die Tumorbildung oder das Wachstum der Krebszellen werden spezielle Transkriptionsfaktoren benötigt, die die Gene regulieren und Kurkuma ist in der Lage, diese Transkriptionsfaktoren einfach auszuschalten. Aber auch über einen anderen Mechanismus wirkt sich Curcumin zellschützend bzw. krebshemmend aus. Es soll laut amerikanischen Wissenschaftlern die Membranen der Körperzellen festigen und so die Widerstandsfähigkeit gegenüber Krankheitserregern erhöhen. Wirklich spannend ist aber, dass ausschließlich die gesunden Zellen dabei stabilisiert und gestärkt werden und die Membran der Krebszellen durch den Einfluss des Curcumins sogar an Stabilität verloren und durchlässiger wurden.

Fazit: Die unzähligen Vorteile von Kurkuma sind anscheinend endlos.

6.   MSM (METHYLSULFONYLMETHAN ODER DIMETHYLSULFON)

MSM steht für „Methylsulfonylmethan" oder „Dimethylsulfon" und ist eine Form von organischem Schwefel. Es kommt ganz natürlich in unseren Zellen vor und ist für die natürliche Funktion in unserem Körper lebensnotwendig. Es sorgt dafür, dass genügend Eiweiße und Enzyme in unseren Zellen gebildet werden, die für ein gutes Funktionieren unserer Hormone und des Stoffwechsels sorgen. Auch gilt MSM für Mediziner als eines der stärksten Entgiftungsmittel auf den Markt, dabei wirkt es besonders stark, Giftstoffe zu binden und diese abzutransportieren. Es leitet Cadmium, Blei, und Quecksilber aus dem Körper und bereinigt sogar von Ablagerungen im Gehirn.

Des Weiteren stärkt es zusätzlich die Zellmembran und sorgt bei für uns wichtigen Nährstoffe für eine leichtere Aufnahme. Besonders positiv wirkt sich MSM auf unsere Haare, Knochen, Muskel, Knorpel, Haut, Gelenke, unsere Psyche und auch auf unser Immunsystem aus. Schwefel sorgt für eine gute Blutzirkulation, kurbelt die natürlichen Stoffwechselvorgänge an und sorgt in Folge dessen für eine steigernde Leistungsfähigkeit und fördert unsere Konzentration. Außerdem wirkt es sich positiv für eine gesunde Atmung und für die so wichtige natürliche Regeneration unserer Zellen aus

Für die Schönheitsfüchse ist MSM auch ein wahrer Segen, da es sich auch besonders positiv auf unser Aussehen auswirkt. Es lässt unsere Haut strahlen, die Augenringe werden offensichtlich weniger, es verleiht Haaren zu mehr Glanz und brüchige Fingernägel werden wieder gestärkt. Außerdem sind unsere Knochen auf die Bildung von Kollagen angewiesen, damit sie gut funktionieren und MSM hilft dabei, unsere Muskeln zu entspannen und die Gelenke geschmeidig zu halten. Kommt es allerdings zu Mangelerscheinungen, wird dadurch unser gesamtes Immunsystem beeinträchtigt, da Schwefel, wie schon oben erwähnt, überlebenswichtig ist. Mangelerscheinungen, sprich, wenn unser Körper nicht genug Schwefel bekommt, zeichnen sich unter anderem durch glanzloses Haar, schlaffes

Bindegewebe, Hautprobleme wie Akne oder graue Haut, Verdauungsbeschwerden, Müdigkeit, zu niedriges Energielevel, Stimmungsschwankungen, Ängste, Depressionen, Entzündungen, Rheuma oder Arthritis, grauer Star, Gelenksschmerzen, Nieren und Leberschwierigkeiten aus. Wie du siehst, ist die Liste lang. Steigt der Stress an, ernähren wir uns ungesund oder kämpfen mit körperlichen Symptomen, die allesamt einen MSM-Mangel stark begünstigen, ist ein Schwefelmangel vorprogrammiert. MSM-Nahrungsergänzungsmittel helfen uns dabei bestens, diesen Mangel von Schwefel wieder auszugleichen und die oben genannten Krankheitssymptome zumindest zu lindern.

Gute Erfolge konnte man durch das lokale Auftragen mit einer Salbe bei der Abheilung von Narben erzielen. MSM wirkt außerdem als Verstärker für lebenswichtige Vitamine, unter anderem für alle B-Vitamine, Vitamin A,C,D,E, Coenzym Q10, Kalzium, Magnesium und Selen. MSM gemeinsam mit OPC oder Vitamin C einzunehmen, hat einen zusätzlichen Verstärkungs-Effekt, da es die heilende Wirkung des MSM zusätzlich verstärkt.
MSM-Nahrungsergänzungsmittel haben sich auch schon bei Tieren (v.a. Hunden und Pferden) sehr gut bewährt. MSM ist in Tablettenform, als Kapseln, Pulver, Salben oder auch als flüssige Lösung erhältlich. Eine tolle Wirkung hat Schwefel auch als Zusatz im Badewasser.

7. COENZYM Q 10

„Coenzym Q10", auch genannt Q-10, Ubichinon-10 oder UQ, ist ein wichtiges „Vitaminoid" und spielt bei der Energiebereitstellung in den Körperzellen eine große Rolle. ATP (Adenosintriphosphat) steht für den Energiespeicher unserer Zellen und die Substanz Coenzym Q10 ist für die Energieversorgung unseres Körpers unersetzlich. In allen Körperzellen, egal ob Muskelzellen, Herzzellen oder Nervenzellen befinden sich sogenannte Mitochondrien, die kleine Energie-Kraftwerke darstellen. Diese können die Nährstoffe (Fette, Proteine, Kohlenhydrate), die wir zu uns nehmen, mit Hilfe von Sauerstoff und vielen Enzymen und in vielen Einzelschritten in dieses sogenannte und für uns wichtige ATP (Energie Lebenskraft, Power, Kraft) umwandeln. Wir verdanken unsere Lebensenergie also unseren winzigen Zellorganellen, den Mitochondrien. Der Körper produziert in geringen Mengen zwar selber dieses Q10, die die Mitochondrien für die Produktion von ATP benötigen, aber den Rest muss man sich mit Nahrung zuführen.

Bei folgenden Situationen und Symptomen kann Coenzym Q10 eine vorbeugende oder heilende Wirkung haben:

- Coenzym Q10 sorgt für ein junges Hautbild
- Coenzym Q10 sorgt für gesunde Nerven
- Coenzym Q10 sorgt für ein starkes Immunsystem
- Coenzym Q10 sorgt für ein gesundes Herz-Kreislaufsystem
- Coenzym Q10 sorgt für kräftige Muskeln
- Coenzym Q10 fördert die Fettverbrennung
- Coenzym Q 10 hilft bei Chronische Müdigkeit/Abgeschlagenheit
- Coenzym Q 10 hilft bei Konzentrationsprobleme
- Coenzym Q 10 hilft bei Depressionen
- Coenzym Q 10 hilft bei Burnout
- Coenzym Q 10 hilft bei Parkinson
- Coenzym Q 10 hilft bei Alzheimer/Demenz

- Coenzym Q 10 hilft bei Chronischen Entzündungen (z.b. Arthritis)
- Coenzym Q10 hilft gegen Infektionen
- Coenzym Q10 hilft bei Fibromyalgie
- Coenzym Q10 hilft gegen Parkinson
- Coenzym Q10 hilft gegen Migräne
- Coenzym Q10 hilft gegen Parkinson
- Coenzym Q10 hilft bei einer Niereninsuffizienz
- Coenzym Q10 hilft bei Multisklerose
- Coenzym Q10 hilft bei Parodontose
- Coenzym Q10 hilft bei Adipositas
- Coenzym Q10 hilft bei Diabetes
- Coenzym Q10 fördert die Bildung der Zell- Energie ATP

Coenzym Q10 stabilisiert die Wände der Mitochondrien, stabilisiert die Zellwände und ist ein starkes Antioxidans.

Leider ist es so, dass die Coenzym-Eigenproduktion des Körpers mit steigendem Altem laufend abnimmt, aber zugleich wegen des Alters der Bedarf stetig ansteigt. Das ist natürlich eine ziemlich ungünstige Kombination, die die Einnahme dieses Nahrungsergänzungsmittels, je älter man wird, besonders wichtig macht. Auch wenn du stark unter Stress stehst oder wenn du viel Sport machst, steigt der Bedarf gravierend an.

Steht dem Körper nicht ausreichend Coenzym Q10 zur Verfügung, ist auch die Produktion von genügend Energie, in Form von ATP, nicht gewährleistet. Chronische Müdigkeit, Kraftlosigkeit, Beeinträchtigung der Leistungsfähigkeit und viele andere Symptome zeigen sich durch den Mangel an Coenzym Q10.

Da Coenzym Q10 auch starke antioxidative Eigenschaften hat und schädliche freie Radikale abfangen kann, hat das Fehlen des Q10 einen weiteren negativen Effekt zu Folge: Bei einem vorliegenden Coenzym-Q10 Mangel werden, ähnlich wie bei Stress, vermehrt freie Radikale gebildet. Diese sind in zu großen Mengen für unsere Zellen sehr schädlich, da sie die Zellmembranen und andere Zellbestandteile angreifen und kaputt machen können. Diese tragen auch zur Zellalterung und Folge dessen auch zur gesamten Alterung des Körpers, vor allem aber unserer Haut, bei. Im Umkehrschluss kann so eine ausreichende Q10-Versorgung die Hautalterung stoppen und so die Schönheit unserer Haut schützen.

Die Verbesserung der sportlichen Leistungsfähigkeit durch eine Sättigung von Q10 wurde auch zweifelsfrei belegt, bei Versuchen wurde dadurch eine Verringerung der körperlichen Ermüdung erzielt. Da auch das Gehirn mit mehr Energie versorgt wird, zeigen sich die positiven Effekte des Wirkstoffes „Ubiquinol" nicht nur im Körper, sondern auch im Gehirn, indem der beschleunigte Alterungsprozesses durch die freien Radikale des Gehirns durch ein verbessertes Konzentrationsvermögen gestoppt wird. Je besser die Funktionalität der Mitochondrien, desto besser die Gehirnversorgung mit Energie, desto besser dein Konzentrationsvermögen.

Fazit: Alles im allem sorgt das Q10 nicht nur für die so wichtige Energieversorgung, sondern auch für die gesamte Zellgesundheit. Neben den unzähligen positiven Effekten bei körperlichen und psychischen Symptomen möchte ich noch drei wichtige Wirkungen, die durch eine ausreichende Coenzym Q10-Versorgung erreicht wird, besonders hervorheben:
Erstens wird deine Energieproduktion deiner Mitochondrien verbessert, zweitens steigt durch die Reduktion von oxidativem Stress deine Zellgesundheit und drittens schützt es durch ein optimiertes Immunsystem deine Leistungsfähigkeit, denn desto mehr Energie zur Verfügung steht, desto besser funktionieren die Muskel.

Was schließlich auch noch zu erwähnen ist, ist, dass man eine Erhöhung der Bioverfügbarkeit von Coenzym Q10 durch die Kombination mit PQQ (Pyrrolochinolinchinon) erreicht, denn diese trägt zur Produktion neuer Mitochondrien bei und fördert die jugendliche Zellfunktion, da es die Bildung neuer Mitochondrien begünstigt und deren Abwehrsysteme unterstützt. Zusätzlich ist PQQ auch ein Antioxidans.

Quellen:
https://www.ncbi.nlm.nih.gov/pubmed/10416038

https://www.ncbi.nlm.nih.gov/pubmed/18272335

http://nutritionandmetabolism.biomedcentral.com/articles/10.1186/1743-7075-7-55

https://www.ncbi.nlm.nih.gov/pubmed/8503942

8. L-TRYPTOPHAN / 5-HTP

Nach langem Überlegen und ausgiebigen Recherchen bin ich dennoch nicht zu einem Entschluss gekommen, welches der beiden wichtigen, fast identischen, aber dennoch leicht unterschiedlicher Wirkungen ich favorisieren sollte. Da beide Moleküle aber ihre eigenen Vorteile haben, habe ich mich letztendlich dazu entschieden, beide hier anzuführen und die Unterschiede, so gut es mir gelingt, zufriedenstellend darzustellen. Somit kann jeder dann letztendlich selbst entscheiden, welches ihm aktuell besser bekäme.

Was ist L-Tryptophan und was ist 5-HTP?
Beide Moleküle sind für die Produktion der unverzichtbaren Stoffe Serotonin und Melatonin zuständig. Verschiedene Symptome werden mit einem Serotonindefizit im Gehirn in Verbindung gebracht unter anderem:

Angsterkrankungen, Zwangsstörungen, Depression, vor allem saisonale Depression, Prämenstruelles Syndrom (PMS), Heißhungerstörungen (Binge Eating Disorder, Bulimia nervosa, Night-Eating-Syndrome).

Bei all diesen Symptome kann man mit einem der beiden Moleküle zur Linderung oder sogar zur vollständigen Heilung gelangen. Außerdem hat man bei Studien herausgefunden, dass 5-HTP die wichtige REM-Phase um 25 % verlängern kann, und auch die Tiefschlaf-Periode wird ebenfalls dadurch verlängert, ohne dass mehr Schlafzeit dafür notwendig wird. Weiters ist zu beachten, dass chronischer Stress zu einem erhöhten Abbau von Tryptophan und dadurch auch zu einer verminderten Umwandlung von L-Tryptophan in 5 HTP, das schlussendlich in Serotonin und danach zu Melatonin umgewandelt werden würde, führt.
L-Tryptophan ist die direkte Vorstufe von 5-HTP, welches schließlich in lebenswichtige Hormone wie Serotonin und danach in Melatonin umgewandelt wird. Diese sind wiederum maßgeblich an der Regulierung von Stimmung und Schlaf beteiligt. 5-HTP hingegen stellt sozusagen schon den "nächsten Schritt"

der L-Tryptophan-Synthese, zu den Glückshormonen Serotonin und Melatonin, dar. Bei der Einnahme von 5-HTP wird so quasi der erste Schritt ausgelassen. Dabei ist das produzierte Glückshormon Serotonin ein Neurotransmitter, der für das psychische Wohlbefinden sorgt und die Stimmung, sexuelles Verlangen, Appetit, Gedächtnisleistung, Sozialverhalten, Verdauung und das Schmerzempfinden beeinflusst und Melatonin sorgt unter anderem für einen guten Schlaf-Wach-Rhythmus und für einen wohligen Schlaf.

Wenn es z.B. nur um die Serotoninproduktion geht, hat man beim 5-HTP gegenüber L-Tryptophan einen klaren Vorteil, da der Körper 5-HTP direkt für die Produktion von Serotonin und Melatonin verwenden kann und der Umwandlungsprozess daher um einiges schneller von statten geht. Bei L-Tryptophan hingegen werden lediglich 3-10 Prozent der verfügbaren Menge aufgrund verschiedener Vor-Prozesse in das Glückshormon Serotonin und das Schlafhormon Melatonin umgewandelt. Die Wirksamkeit ist so - etwa bei gleicher Menge bei 5-HTP - um das etwa fünffache höher.

Der Nachteil von 5-HTP ist allerdings, dass L-Tryptophan noch in mehr biochemischen Prozessen vertreten ist, unter anderem in der Umwandlung vom Molekül Kynurenin und dann in das Vitamin Niacin, wozu auch Nicotinamid-adenin-dinukleotid-phosphat (NADP) und Nicotinamid-adenin-dinukleotid (NAD) gehören, die eine entscheidende Rolle bei der Energieversorgung des Körpers spielen. Lässt man den ersten Schritt (L-Tryptophan) aus und nimmt gleich den nächsten Schritt, sprich die Serotonin-Vorstufe „5-5HTP", kann es zum Beispiel passieren, dass es zu einem Mangel an NAD (Energiebereitstellung) kommt oder die Dopaminbalance beeinflusst wird. Bei der Einnahme von L-Tryptophan hingegen würde dieser Mangel so nicht entstehen. So muss unser Körper auch mit L-Tryptophan ausreichend versorgt werden, damit er unter anderem auch das Niacin, ein B-Vitamin, das für unser Nervensystem und für den Stoffwechsel eine Rolle spielt, produzieren kann. Ein hoher Serotonin-Spiegel führt auch zu einem geringeren Hungergefühl, daher wird 5-HTP auch gerne zur Gewichtsabnahme und Diät verwendet.

FAQ: WELCHES MOLEKÜL IST BESSER?
TRYPTOPHAN vs. 5-HTP

Tryptophan und 5-HTP bieten, obwohl sie ähnliche Ergebnisse auslösen und zur Produktion der gleichen Hormone und Chemikalien beitragen, jeweils ihre eigenen Vorteile:

- L-Tryptophan ist im Gegensatz zu 5 HTP auch bei der Synthese anderer lebenswichtiger Vitamine und Proteine zuständig und hat den Vorteil, dass es über gewöhnliche Nahrungsmittel (Fleisch, Fisch, Käse, Eiern, Spirulina, Kichererbsen und Sonnenblumenkernen) leicht aufgenommen werden kann, aber letztendlich, wenn es nur um die pure und rasche Erhöhung des Serotonin-Pegels geht, nicht so viel 5-HTP im Gehirn ankommt, wie bei direktem 5-HTP.
- 5-HTP dagegen ist ein effektiver Serotonin-Booster, da die Umwandlung von L-Tryptophan umgangen wird und das 5-HTP direkt im Gehirn ankommt und dadurch die Erhöhung des Serotoninspiegels deutlich besser als bei L-Tryptophan ist. Dadurch können aber andere Stoffe wie Niacin nicht produziert werden und es kann eventuell dadurch zu einem Mangel kommen kann.

Fazit: Suchst du nach einem Nahrungsergänzungsmittel, um deine Stimmung nach einem Durchhänger, an einem Tag, an dem es dir nicht so gut geht, zügig zu heben, kann 5-HTP für Dich eine gute Wahl sein. Bist du allerdings auf der Suche nach einer regelmäßigen Nahrungsergänzung, um Dein emotionales Wohlbefinden zu steigern und einen kontinuierlichen erholsamen Schlaf zu gewährleisten, wird L-Tryptophan eventuell für Dich die bessere Option sein. Beide Moleküle besitzen überzeugende, großartige Eigenschaften, daher ist keines der beiden besser als das andere. Letzten Endes kommt es auf dich und deine Vorlieben und Bedürfnisse an, auf welches von beiden du schließlich zurückgreifst.

Quellen:

Schüttler R: Organische Psychosyndrome. Tropon- Symposium, B. VIII, Springer-Verlag, 2013. Kap. 13. S. 186.

Rodenbeck A: Einfluss der Ernährung auf Stimmung und Schlafverhalten – Bedeutung von Tryptophan im Rahmen der Serotonin-Synthese. Georg-August Universität Göttingen, Bereich Humanmedizin, Klinik für Psychiatrie und Psychotherapie.

Zhang J et al.: Molecular basis of 5-hydroxytryptophan synthesis in Saccharomyces cerevisiae. Mol. BioSyst., 2016, 12, 1432.

Schmiedel V: Serotonin – Das Glückshormon. Karl F. Haug Verlag in MVS Medizinverlage Stuttgart GmbH & Co. KG

Gröber U: Orthomolekulare Medizin – Ein Leitfaden für Apotheker und Ärzte, 2. Auflage, Wissenschaftliche Verlagsgesellschaft -mbH Stuttgart, 206-207.

Biesalski HK: Vitamine und Mineral – Indikation, Diagnostik, Therapie. Georg-Thieme-Verlag, 2016.81.

Fischer T et al.: Melatonin in der Dermatologie Experimentelle und klinische Aspekte. January 1999, Volume 50, Issue 1, pp 5-11

Widner B, Laich A, Sperner-Unterweger B, Ledochowski M, Fuchs D. Neopterin production, tryptophan degradation, and mental depression--what is the link? Brain Behav Immun. 2002 Oct;16(5):590-5.

Oxenkrug GF. Metabolic syndrome, age-associated neuroendocrine disorders, and dysregulation of tryptophan-kynurenine metabolism. Ann N Y Acad Sci. 2010 Jun;1199:1-14.

Höglund E, Øverli Ø, Winberg S. Tryptophan Metabolic Pathways and Brain Serotonergic Activity: A Comparative Review. Front Endocrinol (Lausanne). 2019 Apr 8;10:158.

Richard DM, Dawes MA, Mathias CW, Acheson A, Hill-Kapturczak N, Dougherty DM. L-Tryptophan: Basic Metabolic Functions, Behavioral Research and Therapeutic Indications. Int J Tryptophan Res. 2009 Mar 23;2:45-60.

Löffler G, Petrides PE, Heinrich PC. Biochemie und Pathobiochemie. Springer Verlag 2006, 8.Auflage

Biovis Diagnostik. Der Tryptophanstoffwechsel. Fachinformation 6/2018

9. ZINK

Zink ist für unsere Gesundheit unverzichtbar. In einer Vielzahl von Stoffwechselreaktionen spielt das Spurenelement eine wichtige Rolle. Es ist in etwa 300 Enzymen an der Funktion des Zellstoffwechsels beteiligt und in 50 Enzymen enthalten. Außerdem wird es für die Zellteilung benötigt. Zink ist wichtig für die Insulinspeicherung, die Eiweißsynthese, Spermienproduktion, die Haut, das Wachstum und für das Immunsystem. Ausreichende Zinkversorgung ist, aufgrund der Wachstumsperiode, für Kinder und Jugendliche besonders wichtig, da es ansonsten zu Entwickelungsverzögerungen kommen kann. Auch dürfen die entzündungshemmenden Eigenschaften von Zink besonders erwähnt werden, die nicht nur bei zahlreichen Hauterkrankungen tolle Wirkung zeigen, sondern auch bei Entzündungen der Darm- und Magenschleimhaut wie Morbus Crohn, Colitis ulcerosa, Gastritis und Zöliakie.

Kurzum: Dieses essentielle Spurenelement ist in unserem Körper für zahlreiche Prozesse unentbehrlich. Eine kontinuierliche Zufuhr von Zink über die Nahrung (oder auch Nahrungsergänzungen) ist besonders wichtig, da im Körper nur begrenzte Zinkspeicher vorhanden sind und diese aber bei einer Unterversorgung eher schwer mobilisiert werden können.

Da es bei einen Zinkmangel so viele unterschiedliche Symptome gibt, die allesamt auch durch andere Faktoren beeinflusst werden können, ist es gar nicht so einfach einen Zinkmangel festzustellen. Auch mit einer Blutabnahme ist ein Zinkmangel nicht exakt messbar, da etwa 2g im Organismus - 70 % in Knochen, Haut und Haaren, in der Leber und im Auge - eingelagert sind und daher eine exakte Messung erschwert wird. Einige Mediziner sind der Auffassung, dass es zur Erfassung des korrekten Zinkwertes keine schulmedizinische Methode gibt. Dies sind auch die Gründe, warum ein Zinkmangel selten diagnostiziert wird. Indizien sind allerdings zum einen, wenn im Blut z.B. ein erhöhter Wert des Hormons Kortisol und eine geringere Anzahl von Blutzellen festgestellt wird. Will man zum anderen bei körperlichen

Symptomen dem Zinkmangel auf die Spur kommen, gilt es bezüglich dessen sehr achtsam zu sein. Die Symptome, die einen Zinkmangel anzeigen können, sind unter anderem:

- Ein geschwächtes Immunsystem und die dadurch einhergehende Infektionsanfälligkeit, sowie
- Lippen-Herpes
- Häufige Erkältungen
- Durchfall und
- Darmprobleme.

Die Symptome sind vielfältig, die häufigsten körperlichen Symptome eines Zinkmangels hier im Überblick:

Geistig-seelische Symptome bei Zinkmangel
- Antriebslosigkeit
- Müdigkeit
- Abgeschlagenheit
- Konzentrationsschwierigkeiten
- Allgemeine abfallende Leistungsfähigkeit
- unaufmerksam, leicht ablenkbar (bei Heranwachsenden)
- unberechenbar im Verhalten (bei Heranwachsenden)

Mögliche Auswirkungen von hormonellen Störungen
- Geschwächtes Immunsystem
- Husten oder Halsschmerzen, häufiger Schnupfen,
- Störung der Reproduktionsfähigkeit (Fruchtbarkeit, Impotenz)
- Störung der männlichen Potenz
- Libido
- Grippale Infekte (nicht zu verwechseln mit Grippe)
- Herpes, insbesondere Lippenherpes

Symptome der Haut

- Schuppenflechte
- Neurodermitis
- Trockene oder rissige Haut
- Ekzeme
- Akne
- unterschiedliche entzündliche, Erkrankungen mit Pusteln
- erhöhte Infektanfälligkeit, Hautentzündungen
- erhöhte Anfälligkeit für Hautpilze
- Verminderte Wundheilung

Anmerkung: Zink ist für das Bindegewebe und die Haut ein bedeutendes Spurenelement, da es für die Zellteilung benötigt wird und so nach Operationen und Verletzungen für die Wundheilung unabdingbar ist.

Symptome der Sinne
- Geruchsstörungen
- Sehstörungen
- Verminderung des Geschmacksempfindens

Symptome der Haare
- Glanzloses und brüchiges Haar
- Haarausfall
- Vorzeitiges Ergrauen

Symptome der Nägel
- Brüchige Nägel
- weiße Flecken auf den Nägeln
- Gesplitterte Nägel
- Vermehrte Rillenbildung beim Nagel

Sonstiges
- Nachtblindheit
- Eingeschränkte Leistungsfähigkeit
- Appetitlosigkeit
- Verhaltensauffälligkeiten

- Wachstumsstörungen, Wachstumsverzögerungen, bei Kindern und Jugendlichen

Mögliche Gründe für die Entstehung eines Zinkmangels:
- durch einen erhöhten Verbrauch (unter anderem für Stillende bzw. Schwangere)
- durch eine verminderte Aufnahme aufgrund ungesunder oder einseitiger Nahrung oder bei vegetarischer oder veganer Ernährung
- durch einen erhöhten Zink-Verlust (erhöhtes Schwitzen, wie bei Sportlern)
- durch chronische Krankheiten im Verdauungstrakt
- durch häufige Stresssituationen
- durch chronischen Durchfall
- durch großflächige Verbrennungen

Fazit: Die Bedeutung von Zinkmangel kann gar nicht hoch genug eingeschätzt werden. Ablesen kann man dies sehr deutlich an der langen Liste der möglichen Symptome. Sobald Zink fehlt, sind die meisten körperlichen Funktionen eingeschränkt. Des Weiteren ist eine Schwächung des gesamten Organismus die Folge, insbesondere des Immunsystems. Ist nach einem Zinkmangel wieder ausreichend Zink im Körper vorhanden, steigt auch das Wohlbefinden und die geistige Leistungsfähigkeit wieder.

Quellen:
http://www.dge.de/wissenschaft/referenzwerte/zink/
https://www.zink-portal.de

10. EISEN

Eisen ist ein essentielles Spurenelement und für unseren Körper lebensnotwendig. Grundsätzlich nehmen wir seinen Bedarf über unsere Nahrung auf. Ernähren wir uns allerdings mangelhaft oder einseitig, kann es schnell zu einem Mangel an Eisen kommen. Aber es gibt auch Situationen, in denen generell ein erhöhter Bedarf erforderlich ist. Dies ist zum Beispiel der Fall in oder nach einer Schwangerschaft, bei Frauen mit einem erhöhten Blutverlust in der Periode (Hypermenorrhoe) oder bei wiederholtem Blutspenden. In solchen Situationen ist es ratsam, mit der richtigen Ernährung oder mit Nahrungsergänzungen zu supplementieren.

Eisen hat viele Aufgaben. Es ist an vielen Stoffwechselvorgängen im Körper zuständig. Vor allem ist es für die Energiebereitstellung in der Zelle unentbehrlich. Eisen ist für den Transport von Sauerstoff im Myoglobin im Hämoglobin verantwortlich. Auch bei der Abwehr von Infektionen und bei der DNA- Synthese spielt Eisen eine wichtige Rolle.

Typische Symptome eines Eisen-Mangels (Sideropenie) sind unter anderem:

- Chronische Müdigkeit (durch einen Mangel an roten Blutkörperchen)
- Erschöpfung
- Beeinträchtigung der Arbeitsfähigkeit durch ein geschwächtes Leistungspotential
- Konzentrationsstörungen
- Blässe
- Haarausfall
- Schlafstörungen
- Depressive Verstimmungen
- Nackenverspannungen
- Schwindel

- Kopfschmerzen
- Brüchige Nägel
- Restless Legs Syndrom (Bewegungsstörungen in den Beinen - RLS)

Eisenmangel beeinträchtigt neben bestimmten Allgemeinsymptomen beispielweise auch die Gesundheit von Nägel, Haaren, Haut, Muskeln und Schleimhäuten.

Mögliche Ursachen, die einen Eisenmangel hervorrufen können:
- Mangelernährungsbedingte Ursachen
- chronischer Blutverlust
- Blutungen im Magen-Darm-Trakt
- Tumorbedingte Blutungen
- Tuberculose
- Hämorrhoiden
- Menorrhagie und Hypermenorrhoe (verlängerte oder zu starke Regelblutung)
- Tumorleiden
- Chronische entzündliche Prozesse wie Osteomyelitiden
- Nierenfunktionsstörungen
- Parasitäre Ursachen (z.B. Malaria)
- Strenge Diät
- Essstörungen
- Hochleistungs-Sportler (bei Ausdauersportarten ganz besonders)
- Vegetarier oder Veganer

Eisen ist praktisch in allem Nahrungsmittel enthalten, aber leider oft nur in sehr geringen Mengen und häufig in schlechter Bioverfügbarkeit. Es gibt einige Lebensmittel, die die Eisenaufnahme hemmen und andere, die sie fördern: Fleisch ist der für uns beste Eisen-Lieferant und pflanzliche Lebensmittel hingegen der schlechteste. Bei pflanzlichen Lebensmitteln wie zum Beispiel Linsen, Walnüssen und Spinat wird Eisen vom Körper relativ schlecht aufgenommen, weil diese oft relativ hohe Konzentrationen an sogenannten Eisen-Resorptionshemmern besitzen. Etwa dreimal besser wird Eisen vom Körper aus tierischer Nahrung resorbiert. Es besteht größtenteils aus den so genannten „Häm- Eisen", das von allen Eisensorten vom Körper am besten aufgenommen werden kann.

Daher ist für eine ausreichende Eisen-Versorgung nicht allein der Eisengehalt der jeweiligen Lebensmittel entscheidend, sondern auch wie gut dieses Eisen vom Körper aufgenommen werden kann. Deshalb sind Menschen, die vollkommen auf Fleisch verzichten, eher gefährdet in einen Eisenmangel zu geraten und müssen besonders auf ausgewogene Ernährung achten. Hanfprotein, Hanfsaat, Chlorella-Alge und Blumenkohl, Brokkoli, Tomaten und Sauerkraut sind unter den pflanzlichen Lebensmitteln verhältnismäßig gute Eisenspender.

Wichtige Punkte, die man bei der Einnahme und bei der Produktwahl beachten kann:

- Eisen sollte in Kombination mit Vitamin C eingenommen werden, da dieses als aufnahmefördernde Substanz gilt.
- Auch ein saures Magenmilieu trägt zu einer verbesserten Aufnahme bei. Die Eisentabletten-Einnahme in Kombination mit Zitronensaft oder Orangensaft fördern die Aufnahme um einiges.
- Am besten ist es, wenn du Eisentabletten auf nüchternen Magen (mindestens eine halbe Stunde vor oder zwei Stunden nach einer Mahlzeit) einnimmst.
- Studien zeigten, dass „chelatiertes Eisen" längerfristig Vorteile hat, da es bei einem Einnahmestopp nachhaltig länger wirkt.
- Die Eisenpräparate vom Curryblatt sind hochkonzentriert und liefern rein pflanzliches Eisen mit sehr hoher Bioverfügbarkeit und haben weniger Nebenwirkungen (Übelkeit, Bauchschmerzen, Erbrechen) als andere Präparate.
- Hinderlich für die Eisenresorption sind dagegen aufgrund der enthaltenen Phosphate Tee, Milch, Kaffee, Cola, Kakao oder

Rotwein. Darum solltest du diese vor, während und nach der Einnahme der Tabletten meiden.

- Auch hinderlich bei der Aufnahme von Eisen sind Magnesium, Kalzium oder andere Mineralstoffpräparate, da diese sich gegenseitig bei der Resorption behindern.

Quellen:

https://www.supplementbibel.de/eisentabletten-test/

https://www.zentrum-der-gesundheit.de/artikel/nahrungsergaenzung/natuerliche-eisenpraeparate-rezeptfrei-und-gut-vertraeglich

Exkurs: Freie Radikale

Wenn du über die vorangegangenen Nahrungsergänzungen aufmerksam gelesen hast, dann wird dir aufgefallen sein, dass so gut wie bei allen NEM (Abkürzung für Nahrungsergänzungsmittel) immer wieder die „Freien Radikale" zur Sprache kommen, die dem Körper gar nicht gut tun und so gut wie für alle Symptome zumindest mitverantwortlich sind.

Freie Radikale entstehen ständig als Abfallprodukt durch ganz normale Stoffwechselprozesse und bei der Gewinnung von Energie aus Nährstoffen in unserem Körper. Freie Radikale sind aber auch in unseren alltäglichen Umweltgiften wie verschmutzter Luft, Zigarettenrauch, ranzigem Fett, ultraviolettem Sonnenlicht und vieles mehr zu finden. Stress begünstigt die Entstehung der Radikale noch zusätzlich. Wichtig zu wissen ist auch, dass mit fortschreitendem Alter die Schäden durch freie Radikale ansteigen, wodurch eine Zufuhr von Antioxidantien, wie „Astaxanthin" (siehe im nächsten Punkt), immer wichtiger wird.

Freie Radikale sind Teile von Atomen (Elektronen), die ein unausgeglichenes, eklektisches Ladungsverhältnis haben. Aufgrund dessen sind diese bestrebt, aufgrund dieser Unausgeglichenheit anderen Verbindungen ein Elektron zu rauben, damit sie wieder ins Gleichgewicht kommen. Indem freie Radikale den körpereigenen Molekülen ein Elektron entreißen, schädigen sie aber unsere Körperzellen. Dies hat zur Folge, dass diese anfangs noch gesunden Moleküle ebenfalls zu freien Radikalen werden und dadurch eine Kettenreaktion ausgelöst wird, die zu einem Zusammenbruch einer lebenden Zelle führt. Dieser Vorgang wird als „oxidativer Stress" bezeichnet. Dieser Ablauf führt in Folge zu unterschiedlichen körperlichen Symptomen und zur Zellalterung. Extrem sensibel sind vor allem die Zellen des Immunsystems gegenüber Schäden durch freie Radikale.

Antioxidantien

Große Abhilfe dagegen schaffen die sogenannten „Antioxidantien". Antioxidantien sind die für uns gegen die freien Radikale vorteilhaften Polizisten, denn diese haben die Eigenschaft, diese Kettenreaktion zu unterbrechen und so die Freien Radikale unschädlich zu machen, indem sie diese neutralisieren. Bevor also gefährliche freie Radikale die Möglichkeit haben, die Fette, Proteine, und die DNA von Zellen durch Oxidation zu schädigen, entschärfen Antioxidantien diese. Stehen allerdings für uns keine „Antioxidantien" zu Verfügung, die diese aggressiven Moleküle unter Kontrolle halten, kommt es irgendwann unausweichlich zu körperlichen Problemen, ausgelöst durch Schädigungen in den Körperzellen. Antioxidantien sind für unseren Körper sozusagen die wahre Rettung, sprich das Gegenmittel, um diese freien Radikale für uns unschädlich zu machen. Und unter den vielen Antioxidantien ist „Astaxanthin" das mit am stärksten wirkende Antioxidantien, die Mutter Erde uns zu Verfügung stellt.

11. ASTAXANTHIN

Astaxanthin gilt als „das stärkste Antioxidans der Welt". Astaxanthin trägt auch den Beinamen „Überoxidantien" oder „König der Antioxidaniten". Na, wenn das keine Ansage ist.
Astaxanthin ist ein eher seltenes, sowohl wasser- als auch fettlösliches Carotinoid, das von Algen und einigen Pflanzen, Bakterien und Schimmelpilzen gebildet wird. In der Mikroalge „Haematococcus Pluvialis" kommt die höchste Astaxanthin-Konzentration vor. Unter den Lebensmitteln hat der „Rotlachs" die höchste Menge Astaxanthin, nämlich 30-58 mg pro Kilogramm.
Um dir ein kleines Gefühl zu vermitteln, wie kraftvoll Astaxanthin ist, hier ein kleiner Vergleich mit anderen bekannten Antioxidantien. Astaxanthin ist:

•   17-mal stärker als OPC Traubenkernextrakt
•   40-mal stärker als Betacarotin

- 75-mal stärker als Alpha Liponsäure
- 550-mal stärker als Vitamin E (Alpha Tocopherol)
- 550-mal starker als Katechine aus grünem Tee
- 800-mal stärker als CoQ10
- 6000-mal stärker als Vitamin C

Astaxanthin, das unter anderem in der Mikroalge Haematococcus pluvialis vorkommt, verleiht den Lachsen, den Garnelen und den rosa Flamingos ihre Farbe. Aber nicht nur ihre tolle Farbe verdanken Lachse diesem Wundermittel, sondern auch die schier unglaubliche Power, die diese tagein, tagaus benötigen, um stromaufwärts zu schwimmen. Auch durch einige Studien erlangte Astaxanthin bei Sportlern großes Aufsehen. In einer bahnbrechenden Studie aus dem Jahre 2008 konnte festgestellt werden, dass Astaxanthin die Stärke und die sportliche Ausdauer von Bodybuildern und Leistungssportlern enorm verbesserte. Bei jenen, die sechs Monate lang nur 4 mg Astaxanthin pro Tag einnahmen, verbesserte sich die sportliche Leistung um bis zu sagenhafte 55%.

Des Weiteren wurden auch eine geringere Muskelerschöpfung bzw. die Muskelermüdung signifikant reduziert. Gleichzeitig konnte man auch noch feststellen, dass der Körper nach intensiven Belastungen zügiger regenerierte, Muskelkater oder Gelenksbeschwerden waren reduziert. Die logische Erklärung dazu ist darin begründet, weil jede körperliche Belastung Oxidadionsprozesse verursacht, bei denen freie Radikale entstehen. Je intensivere die Aktivität, desto größer die Ausschüttung freier Radikale. Und wenn dann zur Neutralisierung keine Antioxidantien zur Verfügung stehen, um diesen Radikalen entgegen zu wirken, leiden die Gelenke und Muskel stärker und man ermüdet dann auch schneller.

Algen schwimmen zwar nicht wie die Lachse stromaufwärts, aber sie sind oftmals extremen Situationen ausgesetzt, wenn sie zum Beispiel in einer Pfütze leben und diese aufgrund der Witterungsbedingungen zum Beispiel bei starker Hitze auszutrocknen beginnt oder extremer Kälte ausgesetzt sind. Bei solchen brenzligen Bedingungen werden in der Alge vermehrt Astaxanthin angereichert, die diese so bestens schützt, damit sie noch weitere Jahrzehnte unter extremsten Witterungsbedingungen überleben können. Alleine dies bestätigt, dass die göttliche Schöpfung uns mit Astaxanthin etwas ganz Besonderes mit herausragenden Eigenschaften zur Verfügung stellt. Astaxanthin hält außerdem dein Gedächtnis in Schwung! Der oxidative Stress, dem Gehirnzellen unterworfen sind, ist schon länger bekannt. Dies kann zu kognitiven Problemen und Gedächtnisverlust führen. Den Grund dafür ist, dass 30 Prozent der Gehirnmasse besonders anfällig für oxidativen Schäden sind. Astaxanthin kann dort hervorragend und besser als alle anderen Antioxidantien schützen, weil es die Fähigkeit besitzt, die Blut-Hirn-Schranke zu überwinden.

Hier ein paar grundsätzliche weitere Eigenschaften und Vorteile von Astaxanthin gegenüber anderen Antioxidantien:

- Astaxanthin liefert einen hervorragenden Schutz für die Mitochondrien.
- Astaxanthin verringert DNA-Schäden und vorzeitigen Zelltod, der durch C-reaktiven Sauerstoff im Blutplasma und Oxidation hervorgerufen wird.
- Astaxanthin kann die Blut-Retina-Schranke des Gehirns überwinden, was die Augenmüdigkeit reduziert und neuroprotektive Auswirkungen hat.
- Astaxanthin schützt die Augen vor Katarakte oder der Makuladegeneration, die mit dem voranschreitenden Alter zusammenhängt. Dies betrifft die „Makula", den zentralen Teil der Netzhaut - eines der Hauptursachen für Erblindung.
- Astaxanthin schützt die Haut vor UV- Schäden, welche zur Schädigung der DNA der Haut führen könnte.
- Astaxanthin wirkt vorzeitiger Hautalterung, nachlassender Spannkraft und der Bildung von Falten entgegen.
- Astxantihin wirkt der Entstehung von Sommersprossen und Altersflecken entgegen.
- Astaxanthin kann die meisten Entzündungsbotenstoffe im Körper wirksamer reduzieren und hilft so z.B. bei Asthma, Arthritis,

Morbus Chron, Arteriosklerose, Alzheimer, Darmkrebs, Schlaganfällen und Reizdarm.

- Astaxanthin beugt Demenz vor und verbessert das Kurzzeitgedächtnis.
- Astaxanthin verbessert die körpereigene Immunabwehr.
- Astaxanthin hat viele vorteilhafte Auswirkungen auf unser Kreislaufsystem.
- Astaxanthin kann das Krebsrisiko senken, da es die Körperzellen vor Entartung schützt.
- Astaxanthin kann die schädigenden Auswirkungen von hohem Blutzucker verringern.
- Astaxanthin zeigte vielversprechende Resultate, um den Blutdruck zu senken
- Astaxanthin hilft bei Diabetes.
- Astaxanthin ist anderen Antioxidantien überlegen, da es einen einzigartigen Zellschutz bietet, weil seine polaren Endgruppen seine langkettige Struktur die doppelschichtige Zell-Membran überziehen kann, wodurch es viel besser vor oxidativem Stress schützen kann als andere.
- Astaxanthin veringert die LDL ("schlechtes Cholesterin")-Oxidation im Blut und dadurch auch das Risiko für Arteriosklerose.
- Astaxanthin steigert die HDL- Werte ("gutes Cholesterin") und senkt Triglyceride.
- Astaxanthin hilft bei Schmerzlinderung, insbesondere bei Gelenkschmerzen.
- Astaxanthin verbessert die Qualität der Spermien, indem es die Bewegungsfähigkeit und die Anzahl dieser deutlich vermehrt und so für eine bessere Zeugungsfähigkeit sorgt.
- Gut erforscht und tolle Wirkung zeigt auch die Behandlung von sogenannten Tennisarmen, die durch eine Entzündung von Sehnen im Ellbogen hervorgerufen wird, ausgelöst durch die übermäßige Beanspruchung beim Sport.

Zum Schluss noch zwei wichtige Punkte:

1. Es ist wichtig, dass man bei der Wahl von Astaxanthin auf die Qualität achtet. Astaxanthin sollte aus natürlichen Quellen, entweder aus der Mikroalge „Haematococcus pluvialis" oder aus Meerestieren wie Wildlachs oder Krill gewonnen bzw. zu sich genommen werden. Bei normalen Zuchtlachs ist die Wahrscheinlichkeit hoch, dass es sich um ein mit synthetisch angereichertem Astaxanthin gefüttertes Tier handelt.

2. Wenn Astaxanthin regelmäßig und für längere Zeit eingenommen wird, verstärken sich die Vorteile, da es sich im Körper ansammelt, und dadurch die Wirkung umfangreicher wird.

Fazit:

Astaxanthin kann die Bluthirnschranke überwinden und somit auch im Gehirn selbst wirken. Wegen seiner zugleich wasser-fettlöslichen Eigenschaft hat es die Möglichkeit wie kein anderes Mittel, sich innerhalb ein paar Augenblicken im ganzen Organismus zu verteilen, um seine zellschützende Wirkung zu entfalten. Astaxanthin steigert die Leistung um bis zu 55 Prozent und ist daher für Sportler super interessant. Astaxanthin hält jung, fit und stärkt das Immunsystem, schützt das Herz, hilft bei der Linderung von chronischen Entzündungsprozessen, unterstützt die Augengesundheit und stärkt die Sehkraft, hilft die Zeugungsfähigkeit der Männer zu erhöhen, wirkt als natürlicher Sonnenschutz von innen und sorgt für jüngeres, frischeres Aussehen, da es die Haut effektiv vor vorzeitigem Altern schützt und hilft somit rundum für eine allgemein bessere Gesundheit und Wohlbefinden.

Quellen:

Hussein G1, Sankawa U, Goto H, Matsumoto K, Watanabe H. Astaxanthin a carotenoid with potential in human health and nutrition. J Nat Prod. 2006 Mar;69(3):443-9.

McNulty H, Jacob RF, Mason RP. Biologic activity of carotenoids related to distinct membrane physicochemical interactions. The American journal of cardiology. 2008 May 22;101(10A):20D-9D.

McNulty H, Jacob RF, Mason RP. Biologic activity of carotenoids related to distinct membrane physicochemical interactions. The American journal of cardiology. 2008 May 22;101(10A):20D-9D.

Tominaga K1, Hongo N, Karato M, Yamashita E. Cosmetic benefits of astaxanthin on humans subjects. Acta Biochim Pol. 2012;59(1):43-7. Epub 2012 Mar 17.

Kumi Tominaga, Nobuko Hongo, Mayuko Fujishita, Yu Takahashi, and Yuki Adachi. Protective effects of astaxanthin on skin deterioration. J Clin Biochem Nutr. 2017 Jul; 61(1): 33–39.

Nakagawa K1, Kiko T, Miyazawa T, Carpentero Burdeos G, Kimura F, Satoh A, Miyazawa T. Antioxidant effect of astaxanthin on phospholipid peroxidation in human erythrocytes. Br J Nutr. 2011 Jun;105(11):1563-71. doi: 10.1017/S0007114510005398. Epub 2011 Jan 31.

Kowshik J, Baba AB, Giri H, Deepak Reddy G, Dixit M, Nagini S. Astaxanthin inhibits JAK/STAT-3 signaling to abrogate cell proliferation, invasion and angiogenesis in a hamster model of oral cancer. PloS one. 2014;9(10):e109114.

Yoshida H, Yanai H, Ito K, Tomono Y, Koikeda T, Tsukahara H, et al. Administration of natural astaxanthin increases serum HDL-cholesterol and adiponectin in subjects with mild hyperlipidemia. Atherosclerosis. 2010 Apr;209(2):520-3. PubMed PMID: 19892350

Fassett RG1, Coombes JS. Astaxanthin: a potential therapeutic agent in cardiovascular disease. Mar Drugs. 2011 Mar 21;9(3):447-65. doi: 10.3390/md9030447.

Comhaire FH1, El Garem Y, Mahmoud A, Eertmans F, Schoonjans F. Combined conventional/antioxidant "Astaxanthin" treatment for male infertility: a double blind, randomized trial. Asian J Androl. 2005 Sep;7(3):257-62.

Comhaire FH, El Garem Y, Mahmoud A, Eertmans F, Schoonjans F. Combined conventional/antioxidant "Astaxanthin" treatment for male infertility: a double blind, randomized trial. Asian journal of andrology. 2005 Sep;7(3):257-62.

Park JS1, Chyun JH, Kim YK, Line LL, Chew BP. Astaxanthin decreased oxidative stress and inflammation and enhanced immune response in humans. Nutr Metab (Lond). 2010 Mar 5;7:18. doi: 10.1186/1743-7075-7-18.

Earnest CP, Lupo M, White KM, Church TS. Effect of astaxanthin on cycling time trial performance. International journal of sports medicine. 2011 Nov;32(11):882-8.

FAZIT

So, nun sind wir (eigentlich) am Ende angekommen, am Ende der Darstellung über die meiner Meinung nach 11 wichtigsten Nahrungsergänzungen. Fakt ist aber auch, dass man hier nicht einfach einen Strich machen und behaupten kann, dass das exakt die 11 wichtigsten Nahrungsergänzungen wären und dass diese für alle Menschen gleich gelten. Nein, ganz so ist es nicht, denn jeder Mensch ist individuell und braucht seine eigenen Nahrungsergänzungen, je nach Befinden bzw. Symptomen oder Mangel. Des Weiteren kann es durchaus sein, dass jemand aufgrund gewisser Symptome oder Umstände, wie z.B. einer Schwangerschaft, ein erwähntes Nahrungsergänzungsmittel gar nicht einnehmen darf. Daher gilt immer: Selbstverantwortung übernehmen und vorher mit dem Arzt deines Vertrauens absprechen und sich vergewissern.

BONUS

Als Bonus, gibt es daher noch einen Überblick über 11 weitere wertvolle und wichtige Nahrungsergänzungen:

- **Selen**
- **Vitamin B 12**
- **Vitamin C**
- **Alpha Liponsäure**
- **DMSO**
- **Folsäure**
- **Probiotica**
- **Arionabeere**
- **Proteinpulver**
- **Algen**
- **L Arginin/L-Citrullin**
- **Proteinpulver**
- **Grassäfte (Weizengrassaft, Gerstengrassaft)**

NÄHRSTOFF-MANGEL-ANALYSE MIT EINER HAARANALYSE FESTSTELLEN

Möchtest Du herausfinden, an welchen Nährstoffen es in Deinem Körper mangelt, kannst Du dies ganz einfach mit einer Haaranalyse machen. Die Haaranalyse wird vom Enki-Institut angeboten: https://enki-institut.com/de/individuelle-beratung/enki-haaranalyse.html

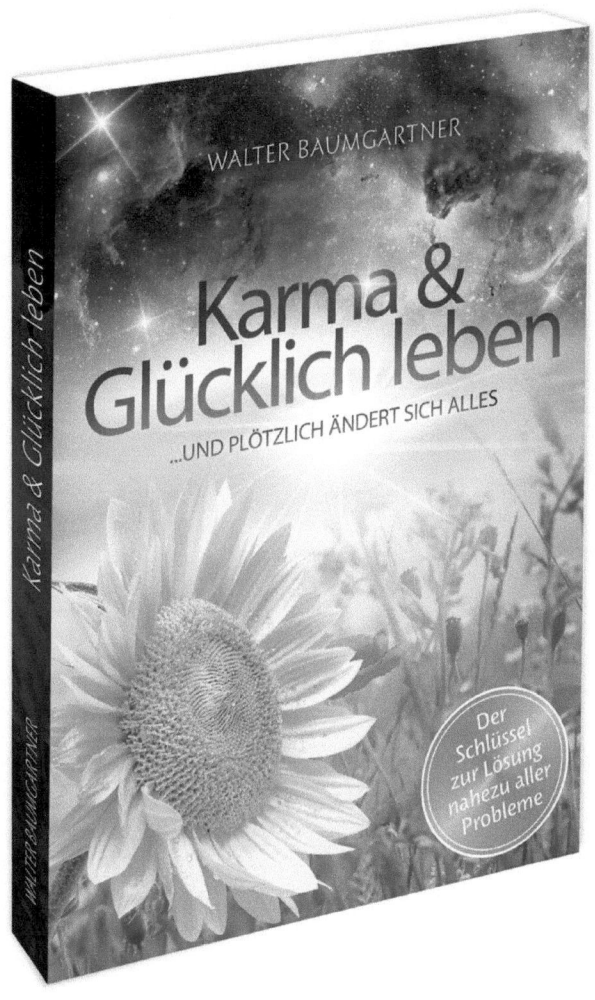

Baumgartner, Walter: Karma & Glücklich leben… und plötzlich ändert sich alles, Spirit Rainbow Verlag, ISBN-10 : 3948108099

www.walterbaumgartner.com